Dr François MARÈS

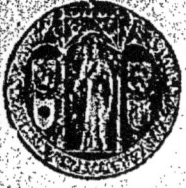

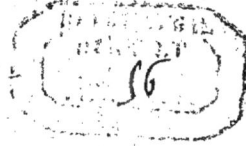

De l'Hémostase

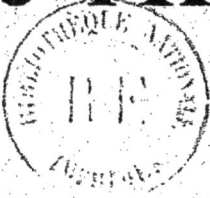

par

les Sérums Artificiels

Montpellier
Firmin, Montane et Sicardi

DE L'HÉMOSTASE

PAR

LES SÉRUMS ARTIFICIELS

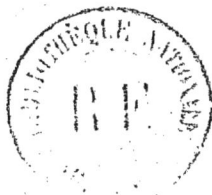

PAR

François MARÈS

DOCTEUR EN MÉDECINE

MONTPELLIER

IMPRIMERIE G. FIRMIN, MONTANE ET SICARDI

Rue Ferdinand-Fabre et Quai du Verdanson

—

1907

A TOUS MES MAITRES DE LA FACULTÉ
DE MÉDECINE DE MONTPELLIER

F. MARÈS.

MEIS ET AMICIS

F. MARÈS.

INTRODUCTION

Nous avons l'intention, dans cette thèse, dont nous devons le sujet à M. Fleig, d'étudier la valeur hémostatique du sérum artificiel ordinaire, son mode d'action, et de lui comparer à ce point de vue certains sérums de composition minérale plus complexe, répondant en particulier à la constitution minérale du sang. L'action hémostatique du sérum artificiel physiologique est en général peu connue des praticiens, qui l'administrent surtout en vue d'utiliser ses effets de restauration, mais sans chercher à profiter le plus souvent de l'action qu'il exerce sur les phénomènes de coagulation. Aussi avons-nous jugé utile de grouper dans un même travail tout ce qui peut se rapporter à cette question, d'un gros intérêt pratique, et de passer en revue les résultats des divers travaux qui s'y greffent.

Notre étude est divisée de la façon suivante :

Chapitre premier. — Historique.

Chapitre II. — Effets restaurateurs des injections de sérum artificiel.

Chapitre III. — Action hémostatique du sérum artificiel ordinaire.

A) Démonstration de cette action hémostatique.

DE L'HÉMOSTASE

PAR

LES SÉRUMS ARTIFICIELS

CHAPITRE PREMIER

HISTORIQUE

Vu le cadre limité du sujet que nous nous sommes imposé, nous n'avons point à faire ici l'historique détaillé de la question des injections salines. Aussi nous contenterons-nous de l'indiquer seulement dans ses grandes lignes pour passer de suite à l'étude de l'action hémostatique des injections de sérum artificiel ordinaire et de sérums artificiels de composition spéciale.

On sait que la transfusion de solutions artificielles est entrée dans la pratique médicale depuis fort longtemps. Les anciens eux-mêmes nous apprennent que Médée aurait rendu la jeunesse et la virilité au vieil Eson en le saignant et en lui transfusant une infusion de plantes aromatiques. C'est le cas le plus ancien que nous connaissions.

Pour être bref sur les vieux temps, venons-en à l'époque d'Harvey (1628), lors de la découverte de la circulation. De nombreux essais de transfusion furent alors tentés sous différentes formes, mais il s'agissait surtout de la transfusiou.

du sang, et il faut arriver au siècle suivant pour voir se faire diverses tentatives d'injection de solutions artificielles. Mais ce n'est guère qu'au XIX⁰ siècle que celles-ci commencèrent vraiment à être utilisées dans la thérapeutique courante.

Ponfickt, Bizzozero et Golgi, en 1876-1880, préconisèrent les injections intra-péritonéales d'eau salée, mais ce mode d'administration par le péritoine eut peu de succès. Dans la littérature moderne on ne cite guère qu'un succès de Bernhard, qui injecta de l'eau salée dans le péritoine d'un nouveau-né ayant eu une hémorragie ombilicale grave, et un autre de Haffter qui traita ainsi une hémorragie consécutive à un avortement.

Hermann, de Moscou, Jœnnicken, etc., préconisèrent les injections aqueuses dans le but de remplacer la transfusion.

Thomas Latta injecta souvent l'eau salée dans les veines de ses patients, de même que Dupuytren, Magendie, etc... Depuis lors ce mode de transfusion est tombé dans le domaine commun et l'historique n'est plus à faire d'un moyen thérapeutique dès lors si classique.

Les travaux remarquables de Lejars, Jayle, Durel, Delbet, Tuffier, etc. ont fixé la valeur de la méthode, et tous les médecins s'accordent aujourd'hui pour en reconnaître les bons effets et l'innocuité.

Les injections d'eau salée, par quelles voies qu'elles soient faites, sont cependant utilisées surtout dans le but de rétablir rapidement la pression sanguine, abaissée par une hémorragie plus ou moins abondante, et c'est dans le but de remplir cette indication que l'emploient la plupart des cliniciens : elle joue alors un rôle mécanique et rétablit la pression en se substituant à la masse de sang que la saignée a soustraite.

A côté cependant de cette action mécanique du sérum artificiel, il existe une action hémostatique mais qui est bien moins connue et peu de noms sont à citer dans l'historique de la question du serum artificiel utilisé comme moyen hémostatique. Hayem avait deviné cette action plutôt qu'il ne l'avait démontrée. Peu d'auteurs après lui ont cherché à en donner une démonstration scientifique et la bibliographie ne nous permet guère de citer à ce point de vue que les noms de Fancy, Fourmeaux et Tuffier. Ces derniers on en effet effectué diverses expériences qui établissent nettement l'action hémostatique du sérum artificiel ordinaire et sur lesquelles nous reviendrons tout à l'heure en détail. Récemment, enfin, M. Fleig vient de publier le résultat de diverses recherches qui confirment d'une part cette propriété de l'eau salée et montrent, d'autre part, qu'il y a grand intérêt à substituer à l'eau salée simple des sérums de composition minérale plus complexe, dont l'action hémostatique est remarquablement plus intense.

CHAPITRE II

EFFETS RESTAURATEURS DES INJECTIONS DE
SERUMS ARTIFICIELS

Lorsqu'on injecte du sérum artificiel en vue de prévenir
ou d'arrêter une hémorragie, l'effet hémostatique n'est pas
le seul à se produire, mais si l'individu est plus ou moins
anémié on ne tarde pas à observer en général un effet res-
taurateur des plus nets. *Bien que l'étude de cet effet ne soit
que secondaire pour le sujet que nous traitons, nous devons
cependant en dire quelques mots et montrer en particulier de
quelle intensité peut être cet effet dans les cas graves.*

On sait qu'un animal qui a perdu une quantité de sang
égale au 1/19 du poids du corps, meurt fatalement si on
l'abandonne à lui-même. Or, les expériences de divers auteurs, et en particulier de Fancy, ont démontré que cette
saignée de 1/19 du poids du corps n'est plus mortelle si on
injecte à l'animal une quantité de sérum artificiel un peu
supérieure à la moitié de la quantité de sang retiré, pourvu
qu'on ait eu le soin de commencer l'injection de sérum avant
que la prise totale de sang fût terminée.

Si la saignée de 1/19 du poids du corps est pratiquée en
une seule fois, une masse de sérum artificiel égale à la quantité de sang retirée relève la pression artérielle jusqu'à un
niveau plus que suffisant pour écarter tout danger.

Les phénomènes de restauration produits avec les simples injections d'eau salée sont donc remarquables. Mais l'action est beaucoup plus nette encore si, au lieu d'employer l'eau salée simple, on se sert de solutions répondant à une minéralisation plus complexe, et contenant en particulier les principaux sels minéraux qui entrent dans la constitution du plasma sanguin, ainsi que l'a montré M. Fleig. D'après les recherches de ce dernier, les effets des sérums à minéralisation complexe chez des animaux qui viennent de subir d'abondantes saignées, démontrent bien leur supériorité sur l'eau salée ordinaire. Si sur un animal on pratique une saignée qui ne soit pas mortelle (1/27 du poids du corps chez le lapin, 1/20 chez le chien), les phénomènes de restauration immédiats et ultérieurs sont nettement plus rapides dans le cas de la transfusion de sérums complexes, ainsi que le montre l'étude des variations de poids et de la rénovation hématopoiétique.

Mais, bien plus, une saignée juste suffisante pour empêcher le rétablissement de l'animal malgré la transfusion consécutive d'eau salée simple, n'est plus mortelle si l'on substitue à l'eau salée les mêmes sérums complexes : chez le lapin, par exemple, la quantité minima de sang à soustraire pour que la transfusion d'eau salée pure reste inefficace, est de 1/23 du poids du corps si la saignée est pratiquée en une seule fois, et de 1/19,4 si elle est faite en deux fois (à une heure d'intervalle, la première saignée ayant été suivie d'une injection de sérum artificiel). Chez le chien, pour le cas d'une saignée unique, elle est de 1/18,5. Or, ces mêmes saignées, suivies de la transfusion de sérums à minéralisation complexe, et en particulier de sérums contenant deux ou trois grammes pour mille de sels de chaux, peuvent encore être supportés par l'animal. La pression sanguine se relève ainsi plus facilement vers son taux normal et la rénovation globu-

laire peut se faire dans les jours qui suivent assez vite pour
éviter le maintien de l'état suraigu d'anémie.

Les effets restaurateurs de ces sérums à minéralisation
complexe sont donc bien plus marqués que ceux de l'eau salée simple.

Si nous pénétrons plus avant dans l'analyse de leur mode
d'action, nous trouvons, dans leur façon de se comporter vis-
à-vis des globules rouges, un autre indice de leur supériorité
vis-à-vis de l'eau salée simple, des numérations quotidiennes
de globules faites comparativement chez des animaux ayant
subi des saignées assez abondantes et soumis à des injections
consécutives répétées des divers sérums montrent que le taux
normal des globules se rétablit plus vite sous l'influence des
sérums complexes que sous l'influence de l'eau salée. De
plus, chez ces mêmes animaux, la résistance globulaire reste
moins diminuée dans le premier cas que dans le second.

Ces mêmes sérums exercent sur les globules rouges dé-
pouillés du sérum sanguin par lavages et centrifugations
successifs et conservés *in vitro* à basse température, une action beaucoup moins altérante que la simple eau salée : les
globules s'y laquent moins vite et peuvent être réinjectés
dans le torrent circulatoire sans se détruire, après un temps
de séjour hors du corps plus long que s'ils eussent été conservés dans l'eau salée.

En ce qui concerne les effets produits sur la pression sanguine, on sait que les injections d'eau salée isotonique, même
très abondantes, ne modifient que peu ou pas cette pression
si elle est normale, et que, si celle-ci au contraire est abaissée, elles exercent un effet régulateur. Les sérums à minéralisation complexe se comportent à peu près comme l'eau salée
lorsque la pression est normale ; ils ne l'augmentent nettement, et de façon prolongée, que s'ils contiennent une proportion élevée de sel de chaux. Mais les effets diffèrent sur-

tout lorsque la pression a été préalablement abaissée, par
saignée par exemple ; dans ce cas, un sérum complexe ne
contenant qu'une faible proportion de sel de chaux a en général une action hypertensive déjà plus marquée que l'eau salée simple ; mais le sérum dont la teneur en sel de chaux
est élevée a une action plus manifeste encore : il est capable
notamment de ramener la pression à la normale, employé à
des doses très inférieures à celles qui seraient nécessaires
pour produire le même résultat avec l'eau salée. La même
différence dans l'intensité d'action entre les sérums complexes
et l'eau salée se retrouve encore si les injections sont faites
chez des animaux infectés, chez lesquels l'abaissement de
pression est dû à la vaso-dilatation d'origine toxique, si bien
mise en lumière par Ch. Bouchard.

L'activité cardiaque enfin est fortement renforcée sous l'influence des injections de sérum à minéralisation complexe
et à proportion de chaux élevée, tandis qu'à la suite des
injections d'eau salée elle n'est modifiée qu'avec l'emploi de
très fortes doses.

Ces diverses données, que nous puisons dans diverses pu-
blications de M. Fleig, nous font bien comprendre comment
les effets restaurateurs produits par les injections de sérums
artificiels complexes peuvent produire une action plus efficace que les simples injections d'eau salée physiologique. Il
y a là une série de points très intéressants sur lesquels nous
avons cru utile d'insister avant d'étudier l'action hémostatique proprement dite des sérums artificiels.

CHAPITRE III

ACTION HEMOSTATIQUE DU SERUM ARTIFICIEL

A. — Démonstration de l'action hémostatique du sérum artificiel.

Hayem est le premier auteur, à notre connaissance, qui ait soupçonné l'action hémostatique de l'eau salée physiologique, ainsi que le montrent les lignes suivantes empruntées à son livre sur le sang (1). « Des expériences que j'ai faites, dit-il, permettent de considérer la transfusion comme un moyen de produire l'hémostase, en augmentant la coagulabilité du sang stagnant. Mais en même temps elles font voir que le sang complet est le moins actif de tous les liquides qui pourraient, dans ce but, être injectés dans les vaisseaux. On pourrait donc, dans les cas où la coagulabilité du sang paraîtrait plus effacée encore, se servir de sang défibriné ou de sérum ; peut-être réussirait-on parfaitement avec la solution chlorurée sodique à 0,70 pour 100. »

Fancy, en 1896, attire l'attention sur ce fait que, dans certains cas cliniques où une injection de sérum artificiel est pratiquée non pas à la suite d'une hémorragie, mais au

---

(1) Hayem. Le Sang, p 144.

cours de la perte sanguine, on voit l'écoulement du sang cesser peu de temps après la transfusion.

Fourmeaux, en 1897, relate des faits de même ordre, et à la suite de diverses expériences assez démonstratives, conclut nettement à l'action hémostatique du sérum artificiel.

Nous relatons ici certaines recherches de laboratoire que M. Fleig nous a communiquées et qui nous paraissent tout à fait de nature à mettre en évidence cette action hémostatique.

Un chien de 12 kilogrammes est anesthésié par une injection sous-cutanée de morphine, suivie d'inhalations de chloroforme. On sait que la chloroformisation est regardée par la majorité des expérimentateurs comme favorisant l'hémorragie.

Par une incision longitudinale, d'environ 6 centimètres, à la face interne de la cuisse droite, on découvre le muscle couturier : on l'isole et on le sectionne transversalement vers sa partie moyenne, à l'aide d'un bistouri bien tranchant. On crée ainsi une section nette, à la surface de laquelle se fait une hémorragie en nappe, variété qu'en clinique on regarde comme difficile à arrêter.

On laisse le sang s'écouler pendant un instant, en ayant soin d'éponger doucement de temps à autre la surface cruentée, pour s'assurer qu'il ne se forme aucun caillot et que l'hémorragie continue régulièrement. On ne la laisse d'ailleurs pas se prolonger, pour ne pas s'exposer à l'erreur qui résulterait de l'augmentation de coagulabilité du sang, du fait de la diminution de sa masse. On introduit alors sous la peau du flanc de l'animal 75 cent. cubes de sérum artificiel. Trois minutes après le début de l'injection, l'hémorragie se ralentit, et l'on voit se former, entre les deux surfaces de section du muscle, un caillot qui suspend l'écoulement du sang.

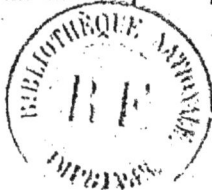

2

On injecte encore 25 cent. cubes de sérum, ce qui fait au total 100 cent. cubes.

Comme corollaire de ce premier résultat, on fait, à la cuisse gauche, une incision semblable, et on découvre le couturier de ce côté. On l'isole comme on l'a fait à droite et on le sectionne de même transversalement au bistouri. Par la plaie musculaire, s'écoulent quelques gouttes de sang, qui se coagulent presque immédiatement après leur sortie, recouvrent la surface de section d'une couche fibrineuse, de sorte que l'hémorragie est inappréciable.

Par suite d'un mouvement de l'animal, le caillot formé dans la plaie du côté droit se détache, l'hémorragie recommence ; mais presque en même temps, et sans qu'on y apporte aucun secours, l'écoulement sanguin s'enraye de lui-même, par formation immédiate d'un nouveau caillot.

En résumé, à droite et avant l'injection de sérum, hémorragie qui s'arrête dès que le sérum a pénétré dans la circulation ; à gauche et après l'injection, pas d'hémorragie.

Dans une autre série d'expériences que M. Fleig nous a fait connaître, on peut mettre en évidence l'action hémostatique du sérum physiologique ordinaire en *sectionnant un muscle et en cherchant le temps qui s'écoule entre le début de l'expérience et le moment de la coagulation, selon que l'on abandonne l'animal à lui-même ou qu'on lui injecte le sérum.*

Sur un lapin de 2 k. 700 (le plus gros des deux dont nous allons relater les résultats d'expérience, et qui théoriquement doit donc présenter le plus de résistance) on dénude et on sectionne le grand fessier gauche ; immédiatement le sang s'écoule en nappe ; on place deux pinces sur les artères les plus volumineuses qui donnent beaucoup de sang. Les conditions expérimentales sont excellentes ; la région, très vas-

culaire, se prête très bien à l'expérience. On éponge la surface cruentée assez souvent pour qu'il ne se forme pas de
caillots. 15 minutes après, l'hémorragie dure encore, aussi
abondante ; l'animal a perdu 50 grammes ; *elle ne s'arrête
spontanément qu'à la dix-huitième minute* et le lapin est
presque inerte, la langue pâle, les yeux ternes. On lave la
plaie et on injecte dans le tissu cellulaire sous-cutané 25 cc.
de la solution saline. L'animal ne recommence à manger que
dans la soirée.

Sur un deuxième lapin, du poids de 2 k. 450, on sectionne
le fessier gauche. Une artère est liée. Au bout de deux minutes, étant donnée l'abondance du sang qui s'écoule, pour
éviter l'augmentation de coagulabilité due à l'hémorragie, on
injecte 20 grammes de sérum artificiel dans le fessier droit.
*Une demi-minute après, l'écoulement diminue et est com-
plètement arrêté une minute après cette constatation, soit
une minute et demie après l'injection.*

Le fessier était très vasculaire à gauche, peut-être l'était-il
autant à droite, dans le cas actuel. La résorption s'est faite
très rapidement grâce à ce riche réseau vasculaire, et l'action
hémostatique s'est aussitôt manifestée. Ajoutons cependant
qu'il est rare de la voir se produire aussi rapidement.

Dans cette première série d'expériences, il s'agit d'injections
intra-musculaires. Mais l'action hémostatique se constate
aussi à la suite des injections par voie hypodermique.

B. — Rapport entre la quantité de sérum artificiel injectée et la valeur de l'action hémostatique.

Cette action ainsi démontrée, il y a lieu de se demander
l'influence que peut exercer la quantité de liquide injecté.

On produit, chez un lapin de 2 k. 200, une hémorragie en

nappe par section du grand fessier gauche. La suffusion san-
güine dure vingt-cinq minutes et l'animal est à la dernière
extrémité. On pratique alors une injection sous-cutanée de
80 cc. de sérum artificiel et on laisse la plaie sans intervenir
en aucune façon. Le sang recommence à suinter vingt minutes après ; nouvelle injection saline de 80 cc. dans le flanc
gauche, l'hémorragie recommence de plus belle. *Les doses
massives empêchent dans l'action hémostatique du sérum.*

Sur un autre lapin de 2 k. 350, on sectionne le grand fessier gauche. On lie trois artères. Deux minutes et demie
après la section, on injecte sous la peau 20 grammes de sérum. *Trois minutes après, l'hémorragie diminue et cesse
complètement une demi-minute après cette constatation,* alors
que l'absorption du liquide était cependant loin d'être complète.

Sur des lapins, chez lesquels on provoque artificiellement
de la congestion pelvienne, soit en injectant dans leur bassin
du sang complet, soit en y introduisant des corps étrangers
aseptiques tels que des éponges, on peut produire facilement
des hémorragies en nappe par de petites incisions multiples
du péritoine pelvien. Dans ces conditions, sur un animal
dont l'hémorragie durait depuis 10 minutes, on injecte 80
grammes de sérum artificiel : peu à peu sa tension sanguine
se relève, mais l'hémorragie ne cesse pas, la plaie suinte
beaucoup. On injecte de nouveau 80 grammes de sérum, puis
une nouvelle dose. puis une quatrième : le lapin, loin de se
restaurer, meurt exsangue quelques heures après le début
de l'expérience.

Un autre lapin, placé dans des conditions identiques, mais
soumis à une seule injection de sérum, se restaure très bien,
après l'arrêt rapide de son hémorragie.

La conclusion s'impose donc : *Dans les hémorragies graves, on ne doit pas rechercher l'action hémostatique du sérum*

en employant celui-ci à hautes doses, mais l'utiliser en petites injections successives, suffisamment espacées les unes des
autres.

Injecter peu, répéter l'injection quelques heures après, est
la méthode la plus sûre. Dans les premières injections, on
recherche la coagulation du sang au niveau du foyer hémor-
ragique, dans les secondes on tâche de rétablir une tension
suffisante, mais pas trop forte. Mieux vaut rester au-dessous
de la tension normale : le centre vaso-moteur bulbaire, suffisamment irrigué, pourvoira aux besoins de l'organisme, et
peu à peu la tension sanguine se rétablira ; alors les caillots
adhéreront, l'hémostase sera définitive.

Cette conclusion n'est pas seulement le résultat d'expériences de laboratoire, mais aussi celle à laquelle conduit
l'observation clinique. Parmi les diverses observations que
rapportent les auteurs qui ont étudié l'effet des injections du
sérum artificiel ordinaire, on trouve la confirmation nette de
ce que nous venons d'avancer. *La plupart des cas où l'on a
injecté de grandes masses d'eau salée PENDANT le cours
d'une hémorragie, se sont terminés par la mort du malade,
et ceux au contraire où l'on n'a injecté que de petites quantités successives ont eu une issue favorable à la suite de l'action hémostatique efficace.* C'est ce que prouvent les observations suivantes que nous empruntons à Faney et à Fourmeaux.

OBSERVATION

Hystérectomie vaginale. — Hémorragies péritonéales incoercibles.

Injections salines répétées. — Mort.
(Fourmeaux).

Augustine B..., 21 ans, domestique, entre à l'hôpital pour
des métrorragies qui datent de six semaines, ont cessé 15
jours pour reparaître depuis 5 jours. Cette jeune fille, qui
fut réglée à 17 ans, et qui, à 19 ans, dut subir un accouchement artificiel après une grossesse normale, avait eu à cette
époque des accidents de pelvi-péritonite, dit-elle, ou plutôt
d'infection puerpérale.

Les règles viennent actuellement tous les mois durant 8
jours, mais sont très douloureuses ; la période prémens-
truelle et les deux premiers jours de règles sont particulièrement pénibles. Depuis un an elle a d'abondantes pertes blan-
ches.

Il y a 3 semaines, sans être enceinte, elle est subitement
tombée ; de violentes coliques la font souffrir, et ses douleurs abdominales s'irradient vers les lombes ; dès ce jour
elle doit se coucher. Les règles sont venues 15 jours aupara-
vant, ont duré 12 jours et été extrêmement douloureuses. Le
sang était parfois très abondant, parfois presque séreux, cail-
lé ou non, jamais l'écoulement n'a eu d'odeur spéciale ; nous
constatons qu'il est couleur chocolat. L'état général est assez satisfaisant.

L'examen des organes génitaux permet de diagnostiquer
un hémato-salpinx gauche avec latéro-flexion de l'utérus.

On pratique la laparotomie médiane. On constate aussitôt

une congestion intense du petit bassin. Des adhérences intestinales, récentes et lâches, saignent abondamment lorsqu'on les dilacère pour séparer l'oviducte. On lie et sectionne la trompe, mais le tissu inflammatoire est friable, les fils coupent, on constate une hémorragie en nappe du pédicule.

A gauche, mêmes lésions, même procédé opératoire, hémorragie en nappe. L'utérus est énorme, dur ; on fait l'hystéropexie. Drainage pelvien. Tamponnement à la Mickulicz.

Comme suites opératoires, pouls 90, petit, la malade sue beaucoup, elle cause facilement, il y a un peu de subdélirium. Le pansement n'est pas souillé. T. 37°4.

Le lendemain de l'opération, T. 36°4. P. 130, petit, précipité. Facies pâle, exsangue. On la fait transporter sur la table d'opération, on tamponne le pelvis après l'avoir lavé et on fait un drainage abdomino-vaginal en incisant le cul-de-sac postérieur.

Aussitôt après, *injection saline de* 600 *gr.* dans l'aisselle droite ; absorption très rapide en 20 minutes ; frisson peu accusé ; une heure et demie après cette thérapeutique, la malade est rosée, ses lèvres teintes, son regard est plus vif. Le pouls ample, fort, bat à 100. R. 16.

Un peu plus tard on fait une *nouvelle injection saline de* 800 *grammes* : 2 heures après, sueurs profuses, bâillements fréquents, hypothermie.

Le pansement est toujours souillé de sang. P. 130. R. 12. T. 36°2. Lavement de café.

Depuis ce temps, l'hémorragie ne s'est jamais arrêtée et le pansement se souille toujours très rapidement ; le sang s'écoule par les drains vaginal et abdominal. Le chirurgien avait épuisé toutes les ressources de la thérapeutique, il fallait se résigner. On fait une nouvelle injection saline, mais bien inutilement ; la malade mourait une heure après.

OBSERVATION

Double hématosalpynx. — Hémostase difficile après l'hystérectomie vaginale.
Hémorragie profuse. — Injections salines, 100 gram. — Mort.

Marie L..., 39 ans, ménagère, s'est mariée à 28 ans, elle
a eu 13 enfants et a fait deux pertes ; son dernier accouchement remonte à 5 mois, l'enfant est venu à terme.

Sans pouvoir en donner la cause, elle nous dit que depuis
4 semaines elle a d'abondantes métrorragies, souvent de gros
caillots accompagnent l'issue du sang. En même temps sur-
viennent de violentes douleurs dans le flanc gauche ; la dou-
leur est tellement vive que la malade parle de « coliques *mi-
serere* ».

La matrice enlevée, on peut voir sur la tranche d'énormes
sinus par où le sang s'écoulait. Il semble qu'on n'est pas
encore assez éloigné du moment de l'accouchement, que l'utérus n'est pas encore revenu à son état normal. Les parois
du vagin sont variqueuses.

Durant l'après-midi, hémorragie abondante et intense, dont
l'opérée présente tous les signes. On enlève le tamponnement, qui maintenait d'énormes caillots dans le bassin, et on
laisse des pinces hémostatiques à demeure.

Malgré ces tentatives, la malade reste prostrée. P. 150,
R. 22, T. 36°2.

Injection de 500 grammes de sérum artificiel dans l'aisselle droite. Trente minutes après, la malade, qui n'a pas
frissonné, est rose, cause assez bien, se rend compte de sa
situation, elle ne délire pas comme les personnes qui sont
sous le coup d'une anémie aiguë. Le pouls devient ample, à
108. R. 20.

Mais peu à peu la malade faiblit, et dans la soirée elle est à sa dernière extrémité.

On fait une *nouvelle injection de* 500 *grammes de sérum artificiel*, mais le sang, qui malgré sa dilution avait pu cependant se coaguler, se met de nouveau à s'écouler, le pouls devient très petit, la malade est mourante.

Ces cas sont bien faits pour nous montrer qu'on ne doit pas, AU COURS D'UNE HÉMORRAGIE, employer de doses massives de sérum artificiel pour l'arrêter. Tandis que, après les hémorragies, dans les cas où on a pu lier les vaisseaux, on peut injecter de fortes doses, au contraire *DANS les hémorragies en nappe* il faut procéder par petites quantités : injecter d'abord 200 grammes, cela suffit pour ramener la tension et permettre la coagulation. Chazan obtient un beau résultat en injectant en une fois 100 grammes, puis 200 grammes. Wiercinzky injecte 100, puis 200 grammes de sérum artificiel dans un cas d'hémorragie, et celle-ci s'arrête. Giraud, de même, dans les hémorragies de la fièvre typhoïde. Faney relate dix-sept cas d'hémorragies de la délivrance ou de l'accouchement, il n'enregistre que des succès : mais si l'on étudie ses observations, on voit que des doses injectées n'ont pas dépassé 80 à 200 grammes. Or, la plaie utérine est, on le sait, un des foyers classiques d'hémorragie en nappe.

Voici deux observations qui mettent en évidence l'effet hémostatique des petites quantités de sérum artificiel.

OBSERVATION

Accouchement prématuré. — Placenta prævia. — Rétention d'un cotylédon.
Hémorragie après la délivrance. — Sérum artificiel.
(Faney).

Félicie H..., 41 ans, sans profession, quartipare.

A marché de bonne heure. Réglée à 20 ans.

Trois accouchements antérieurs, spontanés et à terme avec enfants vivants.

Grossesse actuelle de 8 mois.

Le travail débute le 12 novembre 1893, à 5 h. 35 du soir.

La dilatation est complète à 8 h. 10, les membranes s'étant rompues prématurément à 6 heures. L'expulsion a lieu à 8 h. 20. Enfant vivant.

Aussitôt après l'accouchement, la femme éprouve des contractions utérines intenses. Au bout de 25 minutes, elle fait des efforts d'expulsion, et le placenta se montre à l'orifice vulvaire par sa face fœtale. Il est spontanément expulsé à 9 heures. Il se produit immédiatement un écoulement sanguin continu, avec expulsion de caillots. Malgré des injections chaudes, l'hémorragie continue. On examine le placenta et on constate qu'il est inséré sur le segment inférieur.

Par le toucher, on arrive sur une portion de cotylédon, qu'on extrait avec deux doigts.

La parturiente, qui perd toujours, devient faible ; le pouls est fréquent. On fait une injection sous-cutanée de 200 cent. cubes de sérum artificiel.

L'écoulement sanguin s'arrête, la femme ayant perdu 1.300 grammes de sang.

Guérison. Suite de couches normales.

OBSERVATION

Hémorragie de la délivrance. — Injection sous-cutanée de sérum artificiel.

Marie L..., 28 ans, brocheuse ; primipare.

A marché de bonne heure. Réglée à 15 ans et demi.

Fièvre typhoïde à 9 ans.

Grossesse à terme.

Le travail se déclare le 4 avril à 3 heures du matin. La dilatation est complète à midi. Le fœtus se présente par le sommet en droite postérieure. L'expulsion a lieu normalement à 1 h. 45. Le liquide amniotique est normal.

Un quart d'heure après l'expulsion, on constate une accélération du pouls (92). La femme perd du sang. On fait une injection vaginale chaude. Le pouls revient à 72 mais reste filiforme, et l'écoulement sanguin persiste.

A 5 h. 45, on pratique la délivrance artificielle et on fait une injection sous-cutanée de sérum artificiel de 150 grammes. L'hémorragie cesse ; la femme est agitée.

Plus tard, nouvelle injections de 100 grammes de sérum.

Guérison. Suites de couches normales.

La conclusion est bien celle-ci : *au cours des hémorragies graves, si l'on veut utiliser l'action hémostatique du sérum artificiel, on ne doit pas injecter celui-ci à doses massives, mais à petites doses répétées.*

Avant de passer à l'étude du mécanisme de l'action hémostatique du sérum artificiel, nous devons encore citer certaines observations de Tuffier, qui récemment ont attiré l'attention sur cette action hémostatique.

Pour Tuffier, l'action hémostatique du sérum artificiel est incontestable, et il cite deux cas d'*hémophilie* dans lesquels son emploi a rendu de précieux services.

Le premier a trait à un enfant d'une douzaine d'années, hémophile, qui avait, à la suite d'une chute sur la région fessière, un énorme hématome profond et infecté.

Pendant vingt-quatre heures avant l'incision, l'enfant subit des injections de sérum artificiel ; ce traitement fut prolongé pendant plusieurs jours et le malade n'eut aucune hémorragie de par ses incisions profondes et ses pansements.

La seconde observation est celle d'une jeune fille de 16 ans, regardée comme tuberculeuse, parce qu'elle avait eu de nombreuses hémoptysies, et atteinte d'une fistule périnéale (qui en réalité était sacro-coccygienne et congénitale). Les lésions tuberculeuses ne se révélaient par aucun phénomène stéthoscopique. En réalité, il s'agissait d'une hémophilie de longue date, ainsi qu'en témoignaient les hémorragies abondantes qui accompagnaient les coupures qu'elle avait pu se faire. Après l'opération, très simple en elle-même, sa plaie fut le siège d'un écoulement sanguin en nappe qui ne céda qu'à la compression directe par deux doigts de sa garde-malade. Reliant ses hémoptysies à cet état hémophile, Tuffier lui fit faire une injection sous-cutanée de 800 grammes de sérum artificiel : l'hémorragie arrêtée par compression ne se reproduisit plus, les injections furent continuées pendant 5 jours et les pansements se firent sans encombre ; au huitième jour, un léger suintement, qui reparut, fut arrêté de suite par le même traitement et la malade guérit parfaitement.

Tuffier apporte d'ailleurs une contribution expérimentale intéressante à la notion du pouvoir coagulant du sérum artificiel. Il suffit de placer sur la jugulaire d'un chien une pince un peu serrée ou une ligature agissant de même ; si après cinq minutes de pression on libère le vaisseau, la circulation se rétablit sans encombre. Si dans les mêmes conditions d'expérience on fait à l'animal une injection de sérum artificiel, on voit se produire un coagulum au niveau de la région étreinte par la ligature.

C. — Mécanisme de l'action hémostatique du sérum artificiel.

L'action hémostatique du sérum artificiel une fois démontrée et les conditions dans lesquelles elle peut se manifester nous étant connues, il y a lieu de se demander quel est son mécanisme.

Ce mécanisme, suivant M. Fleig, est double : l'action hémostatique produite *in vivo* s'exerce à la fois *en augmentant la coagulabilité du sang et en produisant une certaine vaso-constriction*.

L'augmentation de la coagulabilité du sang à la suite des injections de sérum artificiel ordinaire peut facilement se démontrer en faisant des prises de sang successives sur un animal ou sur un individu auquel on a injecté le sérum : les échantillons ainsi recueillis coagulent plus vite que les échantillons témoins obtenus avant l'injection.

Cette action sur la coagulation du sang ne se manifeste guère que *in vivo* : si en effet on ajoute le sérum artificiel à du sang *in vitro* à des doses variées, on n'arrive que très difficilement à constater une modification dans le temps de coagulation normal.

On pourrait peut-être préciser l'action hémostatique du sérum artificiel *in vivo* en l'interprétant comme il suit : Les hématies disparues à la suite des saignées ou des hémorragies, de nombreux hématoblastes viennent pour les remplacer ; les recherches de nombreux auteurs sont là, prouvant leur augmentation après les pertes sanguines. L'eau injectée faciliterait leur migration, les ferait même sortir de leurs centres hémato-formateurs et, arrivant dans le sérum sanguin assez riche en fibrine, ils se révèlent comme agents de la coagulation. Le sérum artificiel hâterait leur sortie et l'hémorragie cesserait ainsi plutôt.

A côté de l'augmentation de coagulabilité du sang, le sérum artificiel exerce aussi une certaine action sur les phénomènes vaso-moteurs ; il peut produire une faible vaso-constriction au niveau de certains territoires, ce qui contribue évidemment à la production de son action hémostatique. Les anciens, et même certains thérapeutes modernes, tels que Nothnagel et Rosbach, estiment que le sel marin agit sur les vaisseaux du poumon et peut arrêter quelquefois les hémoptysies. Ce sont là des faits à rapprocher de ceux que nous venons de citer.

CHAPITRE IV

VALEUR COMPARÉE DE L'ACTION HÉMOSTATIQUE DU
SÉRUM ARTIFICIEL ORDINAIRE ET DE SÉRUMS ARTI-
FICIELS A MINÉRALISATION COMPLEXE.

Le sérum constitué par le l'eau salée à 7 ou 9 pour mille
n'est pas le seul, on le sait, qui soit utilisé comme sérum
artificiel. Diverses tentatives ont été faites en vue de substituer à l'eau salée simple des sérums répondant à une constitution saline plus ou moins compliquée, tels ceux de Hayem,
Chéron, Luton, Colson, Latta, Neumann, Huchard, etc.
*Mais parmi les diverses formules données par ces auteurs,
aucune ne réalise un sérum répondant à la composition minérale du sang.* Le sérum de Trunecek, réalisé d'ailleurs dans
le but très spécial de solubiliser les dépôts calcaires dans les
tissus artério-scléreux, ne fait lui-même pas exception, puis-
qu'il ne contient ni chaux ni magnésie, qu'il est fortement
hypertonique au sérum sanguin, et ne s'injecte jamais qu'aux
faibles doses de quelques centimètres cubes. C'est à la suite
de remarques de ce genre que M. Fleig a été amené à établir
des sérums artificiels de composition minérale complexe et
contenant *tous les éléments minéraux du sang, dans des proportions relativement voisines de celles où ils s'y trouvent
normalement.* Ces sérums contiennent donc des *chlorures,*
des *sulfates,* des *phosphates,* des *bicarbonates,* de la *soude,*

de la *potasse*, de la *chaux* et de la *magnésie*, et même certains composés inorganiques tels que le *glucose*. *Leur concentration moléculaire est voisine de celle du plasma sanguin, ou égale à celle-ci.* Il n'y a d'ailleurs aucun inconvénient à employer des solutions légèrement hypertoniques quand l'injection ne doit pas être trop massive ou trop rapide.

La formule générale de ces sérums est modifiable suivant l'indication thérapeutique à remplir, certains répondant plus particulièrement par exemple à une indication intéressant le système hématopoïétique, la nutrition générale, etc. Nous nous limiterons ici à l'étude des sérums artificiels à minéralisation complexe, *plus spécialement utilisables dans les hémorragies.*

Les sérums complexes dont M. Fleig a comparé les effets à ceux de l'eau salée simple dans les hémorragies varient dans les limites de composition suivantes :

> Chlorure de sodium, de 0 à 8 grammes.
> Chlorure de potassium, de 0,2 à 0,6.
> Chlorure de calcium, de 0,5 à 2 et 3 grammes.
> Sulfate de magnésie, de 0,2 à 0,5.
> Bicarbonate de soude, de 0,5 à 1,5.
> Glycérophosphate de soude, de 0,7 à 2 grammes.
> Glucose (facultatif), de 1 à 5 grammes.
> Eau distillée, q. s. p., 1,000 cc.
> Oxygène (facultatif), à saturation.

Dans ces sérums, le glycéro-phosphate a été substitué au phosphate pour éviter la formation d'un précipité de phosphate de chaux, le milieu étant alcalin. C'est à dessein que dans cette formule le sel de calcium peut arriver à une proportion bien supérieure à celle à laquelle il se trouve dans le sang : c'est en vue de pouvoir utiliser dans une large mesure l'action remarquable du sel sur les phénomènes de coagulation du sang et sur la pression sanguine.

Avant d'étudier l'action hémostatique de ces sérums, indiquons en quelques mots les données nécessaires à leur préparation.

On dissout d'abord le chlorure de sodium, le chlorure de potassium, le sulfate de magnésie, le glycéro-phosphate de soude et le glucose (s'il y a lieu), dans 300 cc. d'eau distillée bouillie. Comme glycéro-phosphate de soude, on se sert de la solution du commerce à 50 %. On dissout ensuite *à froid* le bicarbonate de soude *pur* (exempt de carbonate) dans 300 centigrammes d'eau distillée bouillie et on mélange cette solution à la précédente. Reste alors à dissoudre le chlorure de sodium dans 400 cent. cubes d'eau distillée bouillie et à ajouter ensuite cette solution à l'autre en agitant constamment. De cette façon, on évite toute précipitation et le liquide est absolument limpide. Si l'on veut l'oxygéner, on n'a qu'à faire passer bulle à bulle un courant d'oxygène pendant 20 à 30 minutes.

Nous allons résumer ici les expériences de M. Fleig, concernant l'action de ces sérums dans les hémorragies et les conclusions auxquelles il arrive.

Si l'on produit chez un animal une hémorragie en nappe par la section transversale d'un muscle, on constate, nous l'avons vu, qu'elle diminue nettement et s'arrête même sous l'influence d'injections d'eau salée simple, faites par la voie sous-cutanée, intra-musculaire ou intra-veineuse. En recherchant ce que produisent, dans les mêmes conditions, les injections de sérums artificiels à minéralisation complexe, on trouve que l'hémorragie s'arrête beaucoup plus tôt. Chez le lapin par exemple, l'hémorragie en nappe produite par la section du grand fessier s'arrête spontanément au bout de 20 minutes en moyenne (des pinces étant posées sur des artères de

calibre suffisant) ; si 3 minutes après qu'elle a commencé, on
injecte dans les veines 10 à 15 centigr. d'eau salée à 8 ou
9 %, on la voit 5 minutes plus tard diminuer et s'arrêter complètement ; mais si au lieu d'eau salée simple on injecte des
mêmes quantités de sérums artificiels à minéralisation complexe, et notamment de sérums contenant une proportion élevée de sel de chaux (1,5 à 3 %), *les mêmes effets se produisent déjà 1 h. 15 à 4 h. après l'injection.* De plus, si le sérum
est adminstré *avant* qu'on pratique la section musculaire, l'hémorragie capillaire de la surface de section n'est qu'insignifiante et bien moins marquée que si l'on a injecté de l'eau
salée pure.

Dans le cas de l'eau salée simple, lorsqu'on pratique l'injection *pendant* l'hémorragie, nous avons vu que si au lieu
d'employer de petites quantités de sérum on injecte des doses
massives (100 cent. cubes chez le lapin par exemple), on
n'obtient pas d'effet hémostatique, au contraire : la dilution
trop grande de la masse sanguine ou l'excès de pression mo-
mentané qui peut être ainsi provoqué semblent pouvoir expliquer le fait. Dans le cas de sérums à minéralisation complexe
au contraire, on peut dans les mêmes conditions obtenir souvent l'effet hémostatique, malgré la hausse de pression due
à la présence de certains éléments, en particulier des sels de
chaux.

Ces divers résultats sont fournis par les moyennes d'expériences faites soit sur des lots de lapins comparables, soit, ce
qui les rend plus démonstratives encore, sur un même animal
utilisé à des époques différentes.

Quant au *mécanisme de l'action hémostatique*, il relève à
la fois d'une *augmentation de coagulabilité du sang et de mo-
difications vaso-motrices. Mais l'augmentation de coagulabilité est beaucoup plus intense quand il s'agit de sérums à
minéralisation complexe que dans le cas de l'eau salée sim-*

ple, comme le montrent des expériences comparatives. Cette différence entre l'eau salée simple et les autres sérums est d'ailleurs beaucoup plus accentuée si l'on étudie les effets de ces milieux sur le sang *in vitro* que *in vivo*. *In vitro*, ces sérums manifestent une action coagulante extrêmement marquée, tandis que l'eau salée simple, nous l'avons vu, n'a dans ces conditions, qu'une action insignifiante.

D'autre part, l'intervention d'une action vaso-constrictive pouvant expliquer partiellement l'effet hémostatique est beaucoup plus facile à mettre en évidence pour les sérums artificiels à minéralisation complexe fortement calcique que pour l'eau salée ordinaire : pour celle-ci, la hausse de pression est toujours nulle ou insignifiante et passagère, tandis que pour les sérums précédents elle est infiniment plus nette et prolongée.

Récemment, E. Weil a mis en lumière un fait très important pour la thérapeutique des hémorragies. Il a montré que les sérums animaux ou humain frais favorisent la coagulation, de façon assez marquée dans l'hémophilie familiale, de façon absolue dans l'hémophilie spontanée. Il a utilisé cette action avec le plus grand succès dans divers cas d'hémophilie et il y a là une méthode qui, semble-t-il, pourra donner de sérieux résultats.

Mais on connaît cependant *l'action nocive des injections intra-veineuses de sérum sanguin qui, si elles atteignent certaines doses, peuvent produire des embolies et des coagulations intra-vasculaires mortelles ;* c'est d'ailleurs là une des raisons pour lesquelles on a dû renoncer à la transfusion clinique du sang défibriné ou du sérum sanguin en nature. La méthode de M. Weil pourrait donc ne pas être sans danger dans les cas où, pour produire une action hémostatique intense, on voudrait injecter dans les veines de grandes quantités de sérum sanguin.

C'est à la suite de ces remarques que M. Fleig a été amené à essayer si l'on ne pourrait pas chez l'animal, *obvier au danger des injections intra-veineuses de sérum sanguin en diluant celui-ci dans une quantité suffisante de sérum artificiel ordinaire ou de sérum à minéralisation complexe.* Et effectivement on peut injecter dans les veines sans danger aucun de fortes proportions de sérum sanguin si on l'additionne d'un grand excès de sérum artificiel. On aura donc ainsi une méthode qui *permettra d'utiliser l'action hémostatique du sérum sanguin dans de plus grandes limites puisque la dose utilisable pourra être beaucoup plus élevée ;* elle permettra en outre *d'associer cette action à celle des sérums à minéralisation complexe, qui est déjà si marquée.* Expérimentalement, le mélange de ceux-ci et de sérum sanguin a un effet hémostatique supérieur à celui que chaque genre de sérum possède à lui seul et il y aura toute raison d'introduire la méthode dans le domaine clinique.

Le *mode d'action* reste ici encore le même, le sérum sanguin agissant lui aussi par *un double mécanisme*, à la fois sur la *coagulation* et sur le système vasculaire par les *vaso-constrictines* qu'il contient.

Ajoutons enfin, pour être complet, que récemment M. Fleig a eu l'idée *d'utiliser comme sérum artificiel certaines eaux minérales naturellement isotoniques ou rendues isotoniques* et que certaines de ces eaux, celles de *Hombourg*, de *Kreuznach* par exemple, *ont en injection intra-veineuse une action hémostatique des plus marquées.* Ces faits s'expliquent par leur forte teneur en sels de chaux (plusieurs grammes par litre) et en certains éléments, qui, comme le fer, interviennent aussi pour activer les phénomènes de coagulation.

Diverses recherches cliniques sont actuellement en cours

à ce sujet ; nous ne pouvons encore en relater ici les resul·
tats.

Dans la question de l'hémostase par les sérums artificiels,
nous devons encore dire quelques mots des effets déjà bien
connus du sérum gélatiné. Légion sont actuellement les médecins qui l'ont utilisé ; aussi ne ferons-nous pas la bibliographie de la question. Nous nous contenterons de montrer par
l'intermédiaire de quel MÉCANISME AGIT LE SÉRUM GÉLATINÉ,
c'est-à-dire d'insister sur un point en général peu connu de la
plupart des praticiens.

L. Camus et E. Gley ont vu d'abord que la *propriété coagulante de la gélatine est liée à la fonction acide de ce corps ;*
leurs expériences prouvent que celui-ci, exactement neutra-
lisé, a perdu son pouvoir d'augmenter la coagulabilité du
sang *in vitro* et *in vivo*. Mais la gélatine contient en outre une
substance dont l'action sur la coagulation est bien connue,
c'est le calcium, et Gley et Richaud ont attiré l'attention sur
ce fait.

LES GÉLATINES DITES PURES DU COMMERCE CONTIENNENT TOU-
JOURS DE LA CHAUX : leur teneur, en chlorure de calcium par
exemple, varie de 2 grammes à près de 6 grammes pour 100,
d'après les analyses de Zibell et de Gley et Richaud.

Ces derniers auteurs ont alors recherché quelle serait l'influence sur la coagulabilité du sang des injections intra-veineuses de gélatine préalablement privée de chaux par la dia-
lyse prolongée.

Les solutions de gélatine étaient faites dans l'eau salée à
8 pour 1.000. L'injection avait lieu dans une veine tibiale sur
des animaux chloralosés. Le sang d'une artère était recueilli
avec les précautions d'usage, au moyen d'une canule en verre
stérilisé et retirée du vaisseau après chaque saignée, nettoyée,

puis flambée. Le sang était reçu dans des tubes stérilisés. Chaque prise de sang était de 4 à 8 cent. cubes.

Or, les résultats ainsi obtenus montrent que LA GÉLATINE DÉCALCIFIÉE ET NEUTRALISÉE NE POSSÈDE PAS LA PROPRIÉTÉ D'AUGMENTER LA COAGULABILITÉ DU SANG ; DANS QUELQUES CAS MÊME ELLE DEVIENT ANTICOAGULANTE. La conclusion bien nette est que *l'action coagulante de la gélatine n'appartient pas en propre à cette substance, mais qu'elle est toute d'emprunt, due à la fonction acide de la substance elle-même et au calcium qu'elle contient.*

Nous ne comprenons pas dès lors pourquoi la clinique voudrait utiliser encore le sérum gélatiné, qui a souvent donné lieu à des *accidents de tétanos,* au lieu *d'employer plus simplement et plus sûrement un sérum contenant des sels de chaux* ou un des sérums dont il a été précédemment question.

Ce n'est pas dans le but unique de critiquer que nous émettons cette opinion, mais parce qu'il nous semble logique et utile de substituer à un produit impur et *difficilement stérilisable* des solutions ayant les mêmes effets et beaucoup plus actives encore sans être susceptibles de donner lieu aux mêmes accidents.

CONCLUSIONS

1° Les sérums artificiels à minéralisation complexe voisine de celle du sang ont des effets restaurateurs généraux bien supérieurs à ceux du sérum physiologique ordinaire constitué par l'eau salée simple à 7 ou 9 pour mille.

2° *L'eau salée simple elle-même a un effet hémostatique incontestable,* qu'on peut mettre en évidence soit expérimentalement, soit cliniquement. Les hémorragies en nappe produites artificiellement par des sections musculaires chez des animaux s'arrêtent beaucoup plus vite sous l'influence des injections d'eau salée que si l'on abandonne l'animal à lui-même.

3° Pour obtenir l'effet hémostatique par les injections de sérum artificiel ordinaire, il ne faut pas pratiquer d'injections massives, mais *utiliser uniquement les petites injections répétées* (100 à 200 cc. chez l'homme) ; dans le cas des injections massives en effet, l'augmentation brusque de la pression sanguine contrebalance l'effet hémostatique du sérum et le résultat est plus nocif qu'utile. L'expérimentation aussi bien que la clinique corrobore ces conclusions.

4° *Le mécanisme de l'action hémostatique du sérum artificiel est double :* cette action résulte à la fois d'une augmenlation de coagulabilité du sang et de l'intervention de certains phénomènes vaso-constricteurs.

5° Les sérums artificiels à minéralisation complexe voisine de celle du sang, et en particulier ceux qui ont une minéralisation élevée en chaux, ont une action hémostatique bien supérieure à celle de l'eau salée simple ; c'est ce que prouvent des expériences comparatives faites avec ces sérums et avec l'eau salée sur des animaux chez lesquels on produisait des hémorragies en nappe.

6° Le mécanisme de leur action est de même nature que celui de l'eau salée ordinaire, mais l'action coagulante est beaucoup plus marquée et se manifeste même vis-à-vis du sang *in vitro* ; l'action vaso-constrictive est aussi remarquablement intense.

7° L'intensité même de cette dernière permet d'injecter ces sérums en plus grande quantité que l'eau salée ordinaire sans avoir à redouter d'accélérer l'hémorragie.

8° On peut renforcer encore l'action hémostatique des sérums à minéralisation complexe ou du sérum artificiel ordinaire en ajoutant à ces liquides une certaine proportion de sérum sanguin, dont l'action coagulante est aujourd'hui bien établie. Il y a même là une méthode qui permet d'employer à fortes doses le sérum sanguin, en empêchant ainsi par sa dilution dans un liquide artificiel les effets dangereux de coagulation intra-vasculaire qu'il peut produire lorsqu'il est injecté pur dans le sang.

9° Le mode d'action de ce sérum sanguin est double aussi et s'exerce sur la coagulation d'une part, et sur les vaisseaux d'autre part.

10° Certaines eaux minérales isotoniques ou rendues isotoniques (Hombourg, Kreuznach) peuvent être injectées dans le sang comme sérums artificiels hémostatiques.

11° Tous ces sérums peuvent être utilisés en clinique, soit préventivement, soit curativement.

12° Un sérum hémostatique souvent employé, le sérum gélatiné, nous paraît devoir être banni de la pratique courante, vu les accidents tétaniques auxquels il a souvent donné lieu et vu son mode d'action qui ne relève que des impuretés salines (sels de chaux) qu'il contient. Un sérum artificiel additionné de sels de chaux lui est de tous points préférables.

VI. — BIBLIOGRAPHIE

CHÉRON. — Gazette des hôpitaux, 1803, n° 74.

HAYEM. — Le sang.

HAYEM. — Bulletin de thérapeutique, 1882.

FANEY. — Du traitement des hémorragies par le sérum salé. Thèse Paris, 1896.

FORMIEAUX. — Des injections sous-cutanées massives de solulutions salines. Thèse Paris, 1896.

E. WEIL. — L'hémostase chez les hémophiles. Société de chirurgie, 12 mars 1907, p. 262.

TUFFIER. — Discussion à la Société de chirurgie sur la communication précédente. 12 mars 1907, p. 270.

CHAZAN. — Darf die subcutane Kochsalz-infusion bei-schewerer Anœmie in Folge innerer Blutung angewendet werden? Centralbl. f. Gynakologie, 1889.

WIERCINZKY. — Beitrage zur Frage der Anwendung von Kochsalzinfusion bei schwerer acuter Anœmie in Folge innerer Blutung. Centralbl. f. Gynakol., 1889.

C. FLEIG. — Les sérums artificiels à minéralisation complexe, milieux vitaux. Leurs effets après les hémorragies. C. R. Académie des Sciences, 1er juillet 1907.

C. FLEIG. — Effets comparés des transfusions d'eau salée
pure et de sérums artificiels à minéralisation complexe
dans les hémorragies. Société de Biologie, 6 juillet
1907.

— Action comparée de l'eau salée simple et des sérums
à minéralisation complexe, sur le sang et la circulation. C. R. Académie des Sciences, 10 juillet 1907.

— Milieux vitaux artificiels réalisés par les sérums à minéralisation voisine de celle du sérum sanguin. Académie de Médecine, 1er juillet 1907.

— Les eaux minérales, sérums artificiels et milieux vitaux.
C. R. Académie des Sciences, 1907.

— Effets physiologiques des eaux minérales en tant que
sérums artificiels. C. R. Académie des Sciences, 1907.

L. CAMUS et E. GLEY. — Arch. de Physiol., 5e série, IX,
p. 772-776, 1897.

ZIBELL. — Warum wirkt die gelatine hœmostatich? Mün-
chener med. Wochenschrift. XLVIII, 1643-1646, 15
octobre 1901.

GLEY et RICHAUD. — Action de la gélatine décalcifiée sur la
coagulation du sang. Bull. Soc. Biol., 4 avril 1903,
p. 464.

LEVY et BRUNS. — Gélatine et bacilles tétaniques. Deutsche
med. Wochenschrift 1902, n° 8.

PAULIN. — Accidents consécutifs à l'emploi du sérum gélatinisé. Revue méd. de l'Est, 1903, XXXV, p. 363-367.

PICQUÉ. — Accidents tétaniques consécutifs à une injection de
sérum gélatinisé. Bull. off. d. Soc. méd. d'arrond.
Paris, 1902, V, 303.

SCHIMMELCKE. — Gélatine et bacilles tétaniques. Deutsche
med. Wochensch., 1902, n° 11.

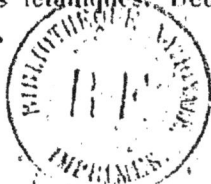

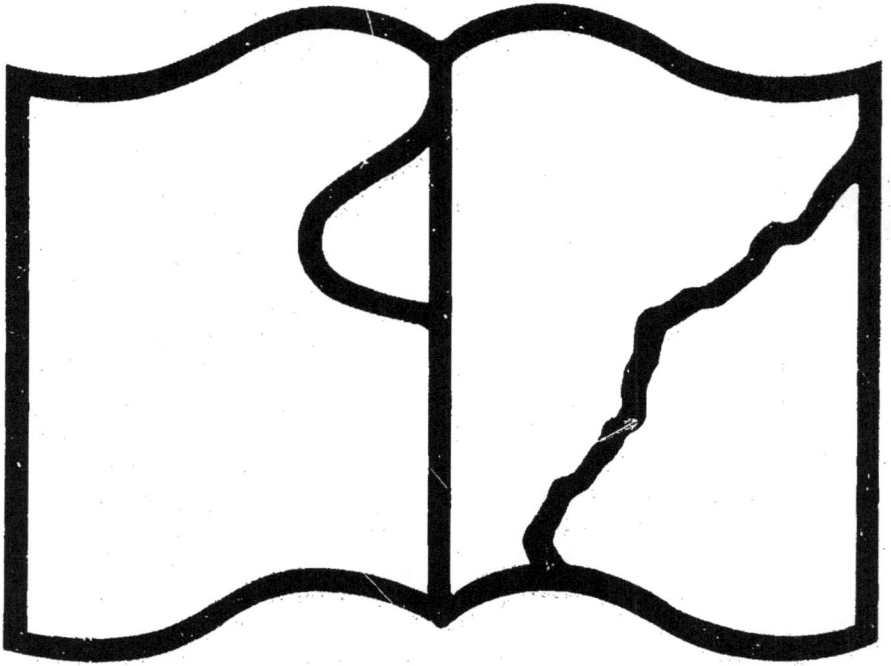

Texte détérioré — reliure défectueuse

NF Z 43-120-11

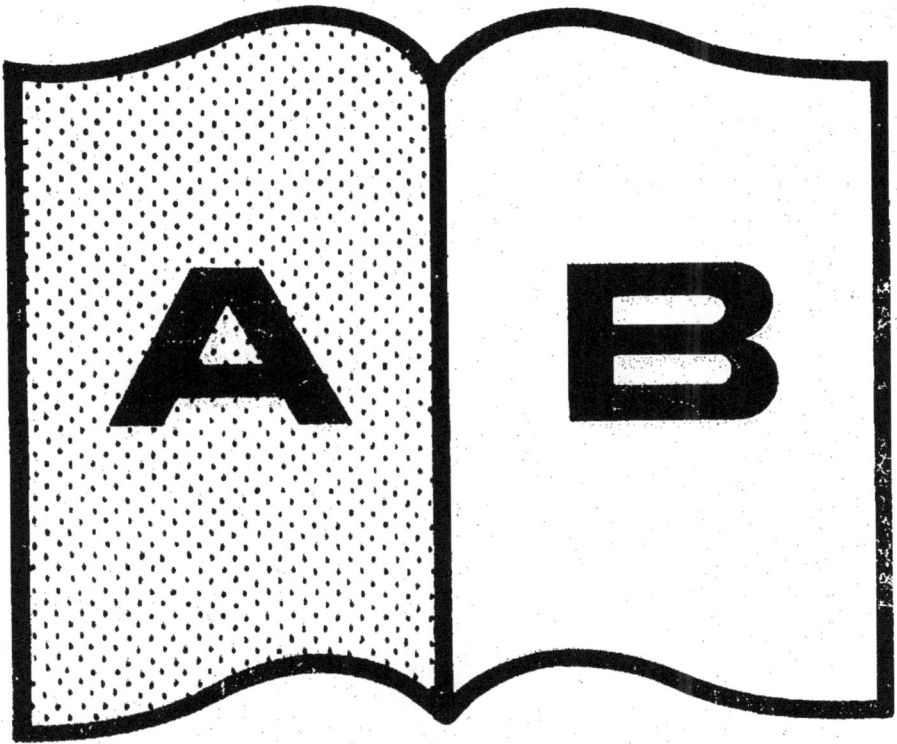

Contraste insuffisant

NF Z 43-120-14

www.ingramcontent.com/pod-product-compliance
Lightning Source LLC
Chambersburg PA
CBHW071351200326
41520CB00013B/3189